AFRIQUE OCCIDENTALE FRANÇAISE

INSTRUCTION MÉDICALE

À L'USAGE

DES POSTES DÉPOURVUS DE MÉDECIN

« EX PLURIBUS UNUM »

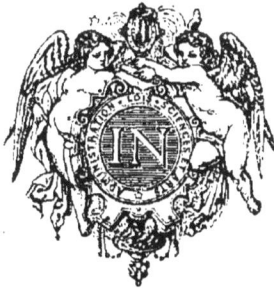

PARIS

IMPRIMERIE NATIONALE

1904

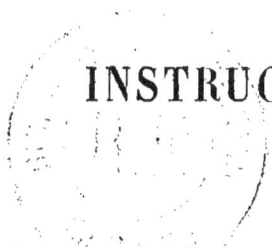

INSTRUCTION MÉDICALE

À L'USAGE

DES POSTES DÉPOURVUS DE MÉDECIN

AFRIQUE OCCIDENTALE FRANÇAISE

INSTRUCTION MÉDICALE

À L'USAGE

DES POSTES DÉPOURVUS DE MÉDECIN

«EX PLURIBUS UNUM»

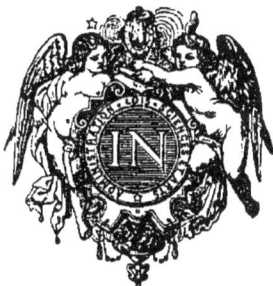

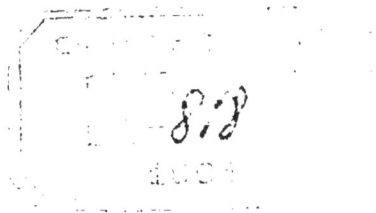

PARIS

IMPRIMERIE NATIONALE

1904

INSTRUCTION MÉDICALE

À L'USAGE

DES POSTES DÉPOURVUS DE MÉDECIN.

Ce nouveau guide est formé de la condensation des ouvrages similaires adaptés à la Guinée, Côte-d'Ivoire, Dahomey, Soudan, Sénégal.

Les auteurs de ces diverses instructions n'auront pas de peine à y reconnaître leur contribution[1].

Nous avons pris partout ce qui nous a semblé le plus facilement applicable, en dehors de toute prétention scientifique.

Aussi n'hésiterai-je pas à mettre en tête de ce recueil de conseils, comme devise : *Ex pluribus unum.*

L'amour-propre de chacun des collaborateurs se trouvera ainsi satisfait.

Dr RANGÉ.

CHAPITRE PREMIER.
HYGIÈNE.

1° Hygiène et propreté des cantonnements.

Les casernements, cantonnements et leurs abords seront constamment tenus dans le plus grand état de propreté.

Aucun dépôt d'ordures ne doit être toléré dans l'intérieur du cantonnement; les balayures et autres immondices seront transportées en dehors du cantonnement et déposées toujours à un seul endroit, en un tas qui devra brûler constamment.

[1] *Tonkin*, DUJARDIN-BEAUMETZ. — *Dahomey*, GOUZIEN. — *Dahomey*, RANGÉ. — *Guinée*, X. — *Sénégal*, XX.

Cet endroit variera avec la direction des vents dominants, de façon que le cantonnement soit toujours au vent.

Les latrines des officiers et celles de la troupe seront toutes pourvues de tinettes mobiles, baquets ou jarres, vidées au moins une fois par jour, lavées et désinfectées chaque fois. On y laissera séjourner un lait de chaux.

Les eaux grasses et de vaisselle, les eaux usagées seront vidées en dehors du cantonnement.

Le lavage du linge ne devra pas se faire dans le voisinage immédiat du cantonnement. L'endroit choisi pour ce lavage devra être pourvu d'une paillotte abritant les hommes du soleil.

Le commandant du poste devra exiger que les villages voisins du poste soient tenus dans le plus grand état de propreté. Il ne devra tolérer aucune ordure ni dépôt d'immondices à proximité du poste.

Les chambres des casernements devront être bien aérées. Pendant la nuit, la ventilation devra être suffisante pour assurer le renouvellement de l'air. D'autre part, il faudra se défier des courants d'air et des variations brusques de la brise.

Les hommes devront dormir sous la moustiquaire et garder le ventre soigneusement couvert.

Les objets de literie devront être étendus et séchés au soleil, au moins une fois par semaine.

Des désinfectants seront mis à la disposition des commandants de poste. Sulfate de fer : 15 grammes par litre d'eau.

2° Mesures hygiéniques à observer par les hommes.

Il est interdit d'une manière absolue de sortir pour quelque cause que ce soit, du lever au coucher du soleil, sans être coiffé du casque.

Les hommes doivent, en outre, éviter de s'exposer au soleil, le torse nu.

Sauf le cas de nécessité absolue, les hommes ne doivent pas coucher à même sur le sol; quand il n'est pas possible de faire autrement, le lieu de repos doit être choisi sous un abri quelconque, de manière à se soustraire pendant la nuit à l'influence du rayonnement nocturne.

Dans tous les cas, et quelle que soit l'intensité de la chaleur, les hommes ne doivent jamais s'endormir sans avoir le ventre couvert; ils doivent, en outre, se couvrir les yeux s'ils sont forcés de passer la nuit à la belle étoile.

Les hommes doivent éviter de boire de l'eau crue.

Aucune eau crue ne sera mise à leur disposition, ni dans des cruches, ni dans des jarres.

Il faudra toujours se rappeler que la sobriété est la meilleure garantie du maintien d'un bon état de santé, dans les pays tropicaux surtout.

3° Épuration des eaux.

A. 1° Se procurer deux tonneaux; les défoncer d'un côté; nettoyer à fond leur surface intérieure; la racler au besoin; la carboniser légèrement par le flambage de quelques copeaux; fixer un robinet dans le flanc de chaque tonneau à 6 centimètres au-dessus du fond;

2° Remplir l'un de ces tonneaux de l'eau à épurer; y verser de 5 à 15 grammes d'alun par 100 litres d'eau; agiter vivement avec un bâton pendant 10 minutes; laisser reposer pendant 2 heures et demie;

3° Soutirer par le robinet l'eau claire ainsi obtenue; la faire chauffer dans une marmite propre et l'y maintenir bouillante pendant 5 minutes; la déverser dans le deuxième tonneau, où elle se refroidira et d'où, après battage, on la soutirera à l'aide du robinet; ce deuxième tonneau doit être muni d'un couvercle;

4° Répéter cette préparation de l'eau potable tous les soirs pour les besoins du lendemain; avant chaque opération nouvelle, laver et brosser l'intérieur des tonneaux. Conserver une certaine quantité de l'eau potable de la veille pour laver et rincer le deuxième tonneau.

B. Si le poste possède un filtre, on pourra simplement soutirer l'eau du premier tonneau dans le deuxième, qui sera relié au filtre.

2

C. L'eau peut être aussi épurée au moyen du permanganate de potasse.

On se sert d'une solution de 5 centigrammes par litre pour une eau stagnante, de 1 à 2 centigrammes pour de l'eau courante. L'excès du réactif est indiqué par une légère teinte rose du liquide. Le précipité brun noirâtre qui se forme est inoffensif; on peut le laisser se déposer ou filtrer.

En tout cas, il est nécessaire de ne jamais boire l'eau, quelque impérieuse que soit la soif, sans l'avoir filtrée, ne fût-ce qu'au travers d'un linge (sangsues, parasites divers).

L'instinct de certains animaux pourra parfois servir de guide. Tandis que le chien et tous les carnivores boivent sans difficulté de l'eau malsaine, le cheval, quand il n'a que modérément soif, n'accepte l'eau que si elle est bonne.

4° Établissement de feuillées.

Dans les cantonnements où n'existent pas de tinettes mobiles, l'usage des feuillées s'impose.

Il est important de bien les établir et de les désinfecter journellement.

On y fera jeter matin et soir une solution désinfectante (sulfate de fer ou de cuivre : 25 grammes pour 1,000 grammes d'eau, lait de chaux, ainsi que les cendres des foyers).

Les hommes, avant de quitter la feuillée, devront répandre un peu de terre meuble sur les matières qu'ils viennent d'y déposer.

La fosse sera aussi profonde que possible (1 mètre à 1 m. 20) et aussi peu large que possible (largeur de la pelle).

On fera disposer au-dessus de la feuillée un léger clayonnage.

Avant de quitter le campement, ou quand la feuillée sera à demi remplie, on la comblera; on foulera fortement la terre de remplissage; on disposera l'excédent en talus dans le sens de la feuillée; on placera aux deux extrémités des branchages une pierre pour indiquer son emplacement.

CHAPITRE II.

NOMENCLATURE DES MÉDICAMENTS ET OBJETS DE PANSEMENT
À L'USAGE DES POSTES DÉPOURVUS DE MÉDECIN.

NATURE des MÉDICAMENTS ET OBJETS DE PANSEMENT.	EFFECTIFS			OBSERVATIONS.
	de 25 HOMMES.	de 50 HOMMES.	de 100 HOMMES.	
Acide tartrique..........	10	20	30	
Alcoolé de cannelle........	0ᵏ 200ᵍ	0ᵏ 300ᵍ	0ᵏ 400ᵍ	
Alcoolé de quinquina......	0 500	2 000	4 000	
Alcoolé camphré.........	0 500	1 500	3 000	
Alcoolé d'extrait d'opium...	0 200	0 400	0 500	
Alcoolé d'iode...........	0 500	0 750	0 900	
Alun cristaux............	0 600	1 000	1 500	1 gramme pour 10 litres d'eau.
Antipyrine..............	0 060	0 150	0 200	
Amadou...............	0 015	0 020	0 050	
Bicarbonate de soude.....	0 100	0 300	0 450	
Sous-nitrate de bismuth...	0 400	0 600	0 800	
Éther sulfurique.........	0 040	0 060	0 080	
Feuilles de thé..........	0 200	0 400	0 800	
Sinapisme liquide........	0 050	0 100	0 150	
Ipéca en poudre.........	0 100	0 150	0 300	Un dé à coudre = 1ᵍ 20; une cuillerée à café = 2 grammes.
Sulfate de soude.........	0 500	1 000	1 500	
Sulfate de quinine........	0 600	0 800	1 000	Moitié en poudre, moitié en comprimé de 25 centigrammes.
Permanganate de potasse...	0 100	0 200	0 300	1 gramme pour 100 litres d'eau à épurer.
Sulfate de fer ou de cuivre.	20 kil.	40 kil.	80 kil.	10 grammes par litre pour désinfecter [1].
Soufre................	4 000	8 000	10 000	
Diachylon.............	1	2	3	
Iodoforme.............	0 025	0 050	0 100	

[1] Dans les localités où l'on pourra se procurer de la chaux vive, faire la désinfection des tinettes et lieux d'aisances au lait de chaux.)

NATURE des MÉDICAMENTS ET OBJETS DE PANSEMENT.	EFFECTIFS			OBSERVATIONS.
	de 25 HOMMES.	de 50 HOMMES.	de 100 HOMMES.	
Pommade d'Helmérich.....	0^k 200^g	0^k 400^g	0^k 600^g	
Onguent mercuriel simple..	0 060	0 120	0 200	
Vaseline simple.........	0 200	0 300	0 600	
Savon noir............	0 200	0 400	0 800	
Opiat, cubèbe et copahu...	1 000	2 000	4 000	
Acide borique..........	0 500	1 000	1 500	
Ammoniaque...........	0 050	0 100	0 150	
Farine moutarde........	0 300	0 600	0 900	
Vésicatoire liquide.......	1	2	3	
Pansements individuels....	25	50	100	
Bandes roulées.........	4	8	12	De 3, 5, 10 mètres.
Compresses............	2 000	4 000	6 000	Moyennes, grandes et petites.
Étoupe purifiée.........	0 500	1 500	3 000	
Coton hydrophile........	0 175	0 800	1 000	
Suspensoirs...........	2	5	7	
Verre gradué en grammes..	1	1	1	
Bock laveur...........	1	1	1	
Jeu de canules.........	1	1	1	
Plateau..............	1	1	1	
Filtre Lapeyrère........	1	1	1	
Seringues en verre......	1	2	3	
Compte-gouttes.........	1	1	1	
Thermomètre à maxima...	1	1	1	
Épingles de sûreté assorties.	30	50	60	

Emploi des médicaments délivrés aux postes dépourvus de médecin.

ACIDE TARTRIQUE. — Employé pour faciliter la dissolution du sulfate de quinine. Mettre un fragment, gros comme une lentille, d'acide tartrique dans l'eau mélangée à la quinine et agiter jusqu'à ce que la dissolution soit complète.

Alcoolé de cannelle. — S'emploie, mélangé au vin chaud, comme excitant et pour faciliter la transpiration.

Alcoolé de quinquina. — A la dose de 60 grammes pour un litre de vin ordinaire rouge ou blanc.

Alcool camphré. — En frictions contre douleurs, névralgies.

Alcoolé d'extrait d'opium. — Remplace le laudanum, mais moins énergique; peut être donné à l'intérieur à la dose de 10 à 25 gouttes. De 3 à 5 gouttes dans une cuillerée d'eau contre les douleurs d'estomac (gastralgie), vomissements rebelles.

Teinture d'iode. — En application sur la peau, douleurs rhumatismales, sur la poitrine, bronchites, sur les plaies de mauvaise nature.

Alun. — En gargarisme à la dose de 4 grammes pour 150 grammes d'eau; pour la clarification de l'eau avant filtration : 1 gramme pour 10 litres d'eau.

Antipyrine. — Contre maux de tête, névralgie : depuis 0 gr. 50 à 1 gr. 50 en trois doses.

Amadou. — Pour arrêter hémorragie légère.

Bicarbonate de soude. — Contre les aigreurs d'estomac, les digestions pénibles : de 3 à 4 grammes dans un litre d'eau.

Éther sulfurique. — Contre les évanouissements, syncopes, faire respirer quelques gouttes sur du coton. A l'intérieur, digestions pénibles, crampes d'estomac, quelques gouttes sur morceau de sucre ou mêler à une cuillerée d'eau laudanisée.

Feuilles de thé. — Une pincée de feuilles pour une tasse, en infusion.

Ipéca en poudre. — Comme vomitif, 1 gr. 50 en deux fois. Délayer dans un peu d'eau froide. Ne boire l'eau tiède qu'après le premier vomissement. En absorber 1 litre à 1 litre et demi.

Sulfate de soude. — A la dose de 30 à 35 grammes comme purgatif : dissous dans un verre d'eau et pris en une fois. A la dose de 10, 8 et 6 grammes pendant trois jours : dissous dans un verre d'eau et pris en sept et huit fois. Arrête ou diminue la diarrhée.

SULFATE DE QUININE. — Contre les fièvres. Voir article FIÈVRE.

PERMANGANATE DE POTASSE. — Pour stériliser l'eau par le procédé Lapeyrère : 1 gramme pour 100 litres d'eau à épurer, qui sont ensuite filtrés sur l'ouate de tourbe.

SULFATE DE FER OU DE CUIVRE. — Agent désinfectant. 10 grammes par litre; pour fumigations sulfureuses, 50 grammes de soufre pour 1 mètre cube.

DIACHYLON. — Pour mettre les petites plaies à l'abri de l'air.

IODOFORME. — S'emploie en poudre sur les plaies après que celles-ci ont été bien lavées. Voir article PANSEMENT.

POMMADE D'HELMÉRICH (ou soufrée). — Contre la gale. S'emploie en frictions là où siègent les démangeaisons, après un lavage sérieux au savon noir.

ONGUENT MERCURIEL. — Contre les parasites, poux, morpions, et certaines larves de mouches.

VASELINE SIMPLE. — Pour légère excoriation de la peau.

SAVON NOIR. — Pour le lavage avant la friction à la pommade d'Helmérich.

OPIAT. — Contre la chaude-pisse; dose de 30 à 40 grammes par jour.

ACIDE BORIQUE. — Pour tous les lavages des plaies, faire dissoudre 40 grammes d'acide borique par litre d'eau; faire cette dissolution dans une casserole en faïence ou bien émaillée. S'emploie à de nombreux usages : gargarismes, lotions des plaies, lotions des yeux (eau très chaude).

AMMONIAQUE. — Quelques gouttes mêlées à l'eau dissipent la torpeur de l'ivresse. A l'extérieur, contre les piqûres des insectes venimeux.

Vésicatoire et sinapisme liquide. — S'emploient à l'aide d'un pinceau, d'un tampon là où l'on veut faire affluer le sang à la peau ou déterminer une vésication.

Comment on fait un pansement.

1° Avant de toucher un blessé, se laver soigneusement les mains avec de l'eau et du savon d'abord, puis avec la solution désinfectante d'eau phéniquée (1 cuillerée pour 1 litre) ou de sulfate de cuivre (12 grammes pour 1 litre);

2° Laver la plaie et la peau environnante à la solution désinfectante, avec de petits tampons d'étoupe ou de coton qui servent d'éponge; puis bien étancher avec des tampons secs;

3° Saupoudrer légèrement avec un peu d'iodoforme;

4° Appliquer sur la plaie une compresse trempée dans la solution désinfectante et plus large que la plaie, de façon qu'elle déborde de partout;

5° Appliquer par-dessus un carré d'étoupe ou de coton;

6° Fixer le pansement avec une bande. Commencer toujours l'application d'une bande de bas en haut; ne pas trop serrer.

On peut laisser le pansement en place tant qu'il n'est pas traversé par les liquides venus de la plaie.

Ne jamais conserver un pansement qui a servi et détruire immédiatement toutes les pièces de pansement qui ont été souillées par le sang ou le pus.

Ne jamais oublier que la plus grande propreté est de rigueur. Bien avoir présent à l'esprit que le tétanos se communique aux plaies par la terre et éviter toute contamination de plaies par les poussières du sol.

Les pansements individuels ne doivent être employés que pour les plaies accidentelles.

CHAPITRE III.

NOTICE SUR LES PRINCIPALES MALADIES
AUXQUELLES SONT EXPOSÉES LES TROUPES.

Cette notice donne des indications sur les premiers soins à donner; si la maladie persiste ou s'aggrave, le chef de poste fera évacuer le malade, sans retard, sur la formation sanitaire ou le poste médical le plus près de sa résidence, excepté s'il s'agit de fièvre jaune ou de variole.

Premiers soins à donner aux malades.

Lorsqu'un homme se plaint d'être malade, deux cas peuvent se présenter :

1° Ou bien il montre une lésion apparente facile à reconnaître à la vue comme un doigt enflé et rouge, un chancre, une plaie, un écoulement, etc.;

2° Ou bien il se plaint d'un mal qui ne peut être vérifié par la vue : douleur au ventre, à la poitrine, etc.

Dans les deux cas, il faut l'interroger avec soin sur les points suivants :

1° Où est le mal?

Quel genre de douleur il éprouve?

S'il a des élancements?

2° Comment son mal est venu.

3° S'il a ou s'il a eu de la fièvre, un frisson, un tremblement, des sueurs.

Généralement l'homme qui a la fièvre a les yeux brillants, se plaint de douleurs à la tête, dans les reins, dans les membres; la peau est sèche, brûlante, puis se couvre de sueurs; la bouche est sèche, la langue est large, blanche, pâteuse, soif, pas d'appétit, ordinairement constipation.

Respiration accélérée : vingt, trente, quarante fois par minute, et le pouls bat plus vite : 80, 90, 100 pulsations et plus.

En principe, toutes les fois qu'un homme présente de la fièvre pendant plus de douze heures, il y a lieu de le mettre à la diète pendant au moins deux ou trois jours après l'avoir purgé le premier jour.

La diète consistera dans la prise de thé léger, bouillon ou lait, à l'exclusion de tout aliment semi-liquide ou solide.

On examinera la couleur des urines. Dès que celles-ci deviennent rouges, roses, vert foncé, on fera boire le malade le plus possible, on l'évacuera sur le poste médical le plus voisin.

A. — Lésions apparentes.

Abcès, phlegmon, panaris. — Surviennent à la suite de piqûres, contusions, écorchures, etc.

Le malade fait voir une partie du corps enflée, rouge, chaude, dure au toucher; il éprouve une douleur vive, sourde les premiers jours, avec élancements les jours suivants.

Il a parfois de la fièvre et ne peut pas dormir.

Plus tard, la partie gonflée se ramollit, il se forme une tache blanche qui se détache, et il coule du pus.

Le phlegmon est un grand abcès. Le panaris est un abcès d'un doigt.

Traitement. — Repos. Recouvrir l'abcès avec un cataplasme antiseptique. Humecter le pansement avec la solution boriquée plusieurs fois par jour, dès qu'il devient sec ou donne une sensation de chaleur pénible. Ne pas interposer d'imperméable.

Si l'abcès siège au pied ou à la main, donner trois fois par jour et plus souvent, un bain de main ou de pied avec la solution boriquée. Faire ouvrir l'abcès par le médecin, si possible.

Lorsque l'abcès se sera ouvert spontanément, le panser comme une plaie simple.

Furoncle ou clou. — Petit abcès à saillie pointue au centre. Cette saillie devient blanche après quelques jours, s'ouvre et laisse sortir un petit amas de pus appelé *bourbillon*.

Traitement. — Essayer de le faire avorter par des applications répétées de teinture d'iode. Si le résultat est nul, traiter comme un abcès.

Gale. — Petits boutons rouges généralement écorchés, démangeaisons vives surtout la nuit sur : cuisses, ventre, bras, mains, entre les doigts.

Traitement. — Frictions énergiques sur tout le corps avec du savon noir pendant au moins une demi-heure, puis lavage et frictions avec pommade d'Helmérich ; 6-12 heures après, nouvelles frictions au savon noir et lavage.

En même temps que l'on frictionne le malade, passer à l'eau bouillante pendant deux heures au moins et lessiver tous ses effets, vêtements, couvertures, etc., sauf ceux de laine qu'il faut faire tremper pendant douze heures dans une solution antiseptique froide.

Herpès circiné. — Plaques festonnées, limitées par un contour affectant généralement la forme d'un cercle, le centre étant formé de peau saine, marche envahissante. Démangeaisons (prurit) surtout intenses le soir.

Traitement. — Toucher les bords avec de la teinture d'iode.

Conjonctivite. Maux d'yeux. — L'œil est rouge, les paupières un peu gonflées et collées le matin, sensation de gravier dans l'œil. Le malade craint la lumière.

Traitement. — Laver l'œil cinq à six fois par jour avec la solution boriquée tiède et appliquer sur l'œil une compresse de gaze trempée dans la solution boriquée tiède. Bandeau léger pour fixer le tout.

Mettre un peu de vaseline sur les bords libres de chaque paupière avant de se coucher.

Maux d'oreilles. — Douleur et gonflement dans l'oreille, suivi souvent d'un écoulement de pus.

Traitement. — Lavages fréquents à l'aide de la seringue avec la solution boriquée tiède. Petit tampon de coton imbibé d'huile dans laquelle on ajoutera quatre à cinq gouttes de teinture d'opium pour une demi-cuiller à café si les douleurs sont très vives.

Chaude-Pisse. — Écoulement goutte à goutte par le canal de l'urètre, blanc, jaunâtre ou verdâtre, quelquefois avec un peu de sang.

Douleur plus ou moins vive, cuisson en urinant.

Le malade sait généralement ce qu'il a.

Traitement. — Repos, suspensoir pour éviter une orchite, supprimer le vin et les liqueurs, le café et le thé. Boire limonades ou tisanes.

Quand la douleur a diminué, prendre par jour une ou deux cuillerées à café d'opiat.

Le malade se lavera fréquemment et observera la propreté la plus minutieuse. Il ne portera jamais la main souillée à ses yeux, de crainte de contracter une ophtalmie purulente qui pourrait être cause de la perte de la vue.

Après une huitaine de jours d'opiat, le malade fera par jour trois injections tièdes avec solution de permanganate de potasse 0.25 pour un litre d'eau et continuera quelques jours après la disparition de l'écoulement. (Une cuillerée à café contient 5 grammes de permanganate et servira pour 5 litres d'eau.) On préparera le liquide d'injection en mélangeant un quart de cette solution avec trois quarts d'eau bouillie.

CHANCRES. BUBON. — Après une ou plusieurs petites ulcérations qui sont des chancres, sur le gland ou sur la peau du prépuce ou de la verge, il peut survenir une ou plusieurs grosseurs dans l'aine. Quelquefois une de ces grosseurs s'enflamme et s'ouvre comme un abcès, c'est un bubon.

Les chancres paraissent de trois à douze jours après le coït infectant.

Traitement. Chancre. — Propreté minutieuse, bains locaux avec solution phéniquée.

Pansement avec un peu de poudre d'iodoforme.

Bubon. — Repos, onctions de pommade mercurielle. Si le bubon s'ouvre, panser comme une plaie.

De quatre à six semaines après l'apparition du chancre, la syphilis peut se déclarer par des taches sur la peau ou des plaques à la bouche, l'anus.

Il faut aller consulter le médecin.

BRÛLURES. — Dans la brûlure légère la peau est seulement rouge et gonflée.

Traitement.—Plonger le membre dans l'eau; sur le tronc, appliquer des linges mouillés. Puis graisser avec un peu de vaseline et envelopper de ouate.

Si la brûlure est plus profonde, il y a sur la peau des cloches pleines de liquide ou la peau est détruite.

Traitement. — Ouvrir chaque cloche pour la vider sans enlever la peau.

Laver la partie lésée à la solution phéniquée et panser avec de la vaseline et ouate, comme on ferait pour faire sécher un vésicatoire.

Plus tard panser les plaies qui résultent de ces brûlures comme des plaies ordinaires.

PLAIES. — Produites par des chocs, des piqûres, des coupures, elles sont simples ou avec écoulement de sang (hémorragie).

En tous cas, laver soigneusement avec la solution phéniquée; s'il y a des poils, les couper ou les raser. Retirer le corps étranger s'il est assez apparent. Étancher la soif. Donner à l'occasion vingt gouttes d'alcoolé d'opium pour calmer la douleur.

PLAIE SIMPLE. — Quand le sang est complètement étanché, faire un pansement.

Si les bords de la plaie sont écartés, comme après un coup de couteau, il faut, avant de faire le pansement, les rapprocher avec les doigts et les maintenir rapprochés à l'aide de bandelettes de diachylon.

On fait le pansement par-dessus les bandelettes.

PLAIES AVEC HÉMORRAGIE. — 1° Le sang coule goutte à goutte, mais ne s'arrête pas.

Placer sur la plaie elle-même un tampon sec de coton ou d'étoupe et serrer peu à peu avec une bande; sur un membre, commencer toujours par l'extrémité la plus éloignée du tronc pour appliquer la bande.

Quand le sang ne coule plus depuis un certain temps, on traite la plaie comme une plaie simple.

2° Le sang s'élance en jet, il est rouge vif si une artère a été coupée.

Pansement. — Placer immédiatement un doigt propre dans la plaie sur le point d'où sort le sang, pour arrêter le jet pendant qu'on prépare le pansement.

Appliquer le tampon de coton ou de ouate en serrant fortement la bande.

Serrer jusqu'à ce que le sang cesse de couler et fixer solidement le bout de la bande.

Diriger le plus vite possible le blessé vers le médecin.

MORSURES DE CHIENS OU ANIMAUX ENRAGÉS. — Cautériser profondément les plaies avec solution de permanganate de potasse à 1 p. 100, au fer rougi à blanc, ou acide phénique pur. Faire prendre 20 gouttes d'ammoniaque dans un verre d'eau sucrée plusieurs jours de suite; stimuler avec boissons aromatiques chaudes. Faire suer. Potion avec éther, 20 gouttes et eau sucrée un demi-verre.

MORSURES DE SERPENTS VENIMEUX. — Placer une ligature entre la plaie et la racine du membre. Faire saigner la plaie par pression ou par aspiration avec une ventouse[1]. Débrider et cautériser profondément comme en cas de morsure de chien enragé. Le reste comme en cas de morsure de cette sorte.

PLAIES PAR FLÈCHES EMPOISONNÉES. — Lier au-dessus de la plaie et comprimer pendant au moins deux heures. Extraire le corps vulnérant, s'il y a lieu.

Agir comme en cas de morsure de serpent venimeux.

PIQÛRES D'INSECTES. — Lavage avec solution phéniquée forte, solution de permanganate à 1 p. 100.

Cautérisation à l'ammoniaque.

Potion éthérée à 30 gouttes.

PLAIES AUX PIEDS. — La propreté des pieds des militaires devra être tout particulièrement surveillée. Les plaies consé-

---

[1] Peu de postes possèdent des appareils pour ventouse, on indique plus loin comment on se passe de l'appareil spécial. Pour appliquer une ventouse, voir page 26.

cutives aux atteintes de chiques, de vers de Cayor, etc., peuvent être fort longues à guérir et entraîner de nombreuses invalidations. Des badigeonnages au pétrole, à la solution phéniquée, écartent ces animaux.

Quand la chique s'est insinuée sous l'épiderme, ce qu'indique une sensation de prurit et un peu de douleur à la pression, il faut échiquer, c'est-à-dire enlever l'animal qui est composé à ce moment d'une poche blanche pleine d'œufs. Il ne faut pas ouvrir cette poche, mais l'enlever sans la rompre, en se servant d'un instrument aussi propre que possible, s'il n'a pu être rendu aseptique par le flambage. La loge est badigeonnée ensuite avec un liquide alcoolique ou antiseptique.

PLAIES DES PAYS CHAUDS. ULCÈRE DES PAYS CHAUDS. — Plaies atones, s'agrandissant progressivement.

Traitement. — Repos absolu. Application d'alcool camphré, de teinture d'iode.

Pas de pansement humide.

CONTUSIONS. — Résultent d'un choc, d'une chute. Elles sont avec ou sans plaie.

1° *Sans plaie.* — La peau est rouge, meurtrie, puis elle passe au violet et au bleu. Quelquefois il se forme une grosseur, une bosse, surtout à la tête.

Traitement. — Tremper dans l'eau salée ou mouiller la partie lésée dans une solution salée (sel de cuisine, 10 grammes pour 1000); puis pour pansement, compresses mouillées qu'on arrosera souvent afin que le pansement ne s'échauffe pas;

2° *Avec plaie.* — Si la plaie est petite, traiter la contusion comme celle sans plaie. Si la plaie est grande ou saigne beaucoup, la traiter comme les autres plaies.

ENTORSES. FOULURES. — Plonger immédiatement la partie malade dans l'eau salée froide et l'y maintenir quatre ou cinq heures en renouvelant l'eau.

Entourer la région de compresses mouillées si le bain est impossible.

Les jours qui suivent, faire des frictions avec de l'huile ou de l'eau-de-vie camphrée. Mettre une simple bande.

Luxations. — Si le membre est démis, il y a luxation; il vaut mieux l'entourer de compresses mouillées, l'immobiliser en faisant souffrir le malade le moins possible et aller trouver le médecin.

Fractures. — Se produisent dans un choc violent ou une chute grave.

Il y a presque toujours, en même temps, de la contusion, quelquefois une ou plusieurs plaies.

Le blessé a pu sentir et entendre un craquement, il ne peut soulever le membre dont l'os est brisé. Ce membre est déformé, parfois raccourci, parfois même plié à l'endroit de la fracture.

Au moindre mouvement subi, le blessé se plaint vivement.

Conduite à tenir en cas de fracture. — 1° *Déshabiller le blessé.* — Découdre ou couper ses vêtements pour ne pas le faire souffrir inutilement. Agir ainsi d'ailleurs pour toutes les blessures graves ;

2° *Préparer et appliquer le pansement.* — Le but qu'on se propose est de redresser le membre fracturé, de lui rendre autant que possible sa longueur et sa direction normales et de le maintenir immobile dans cette position, le temps nécessaire pour que les os brisés se ressoudent.

3° Toute fracture exigera donc l'immobilisation absolue de la partie blessée.

S'il s'agit des côtes, on entourera la poitrine avec une serviette longue, pliée en deux dans sa longueur, on la serrera assez pour qu'elle s'applique exactement sur la peau, arrête la douleur sans gêner la liberté des mouvements respiratoires. On soutiendra la serviette avec des bouts de bandes passant sur chaque épaule comme des bretelles.

Pour les fractures des membres, il faut placer la partie blessée dans un appareil qui maintienne artificiellement sa rectitude. Les meilleurs de tous sont les gouttières ou demi-cylindres, dans lesquels on place le membre après l'avoir redressé (en l'absence de gouttières, se servir de nattes en palmier ou en bambou, qui se roulent facilement autour du membre, on les garnit ou on les bourre de coton, étoupe, foin, on les fixe autour du membre avec deux ou trois liens), et on évacue le blessé dans un cadre, si la fracture siège au membre inférieur.

Pour le bras, l'appareil devra immobiliser le coude ; on soutiendra l'avant-bras replié à angle droit sur la poitrine avec une écharpe.

Pour l'avant-bras, l'appareil devra soutenir l'avant-bras, la main placée les ongles en dessus, l'avant-bras sera replié à angle droit comme pour la fracture du bras, et maintenu de la même façon par une écharpe.

Pour la cuisse, la difficulté est plus grande; il faut coucher le malade sur le brancard qui doit le transporter et dont le fond sera solide. On passera sous la cuisse trois liens d'une longueur suffisante et quatre sous la jambe ; on mettra en dedans du membre une attelle en bois de bambou, enroulée dans un linge, pour éviter de blesser la peau, ce bambou ira de l'entrejambe au delà du pied ; on placera un bambou plus long en dehors. Ce bambou doit monter au-dessus de la hanche et dépasser le pied, il sera enroulé comme le premier dans un linge, on placera sur la partie antérieure de la cuisse un coussin d'herbes sèches, enveloppées d'un linge, et par-dessus on appliquera un bambou ou attelle plate ne dépassant pas le genou. On nouera sur le côté les trois liens au niveau de la cuisse, les quatre de la jambe en ayant soin que le pied soit bien soutenu; le blessé restera dans l'immobilité, il ne devra même pas chercher à s'asseoir pour boire et manger; il sera transporté d'urgence vers le poste médical le plus voisin.

FRACTURES COMPLIQUÉES. — Ce sont celles qui s'accompagnent de plaies consécutives aux coups de feu dans lesquels les fragments d'os sortent hors de la peau.

Quand les os font saillie à l'extérieur, il faut tirer doucement et progressivement sur l'extrémité libre du membre, tandis qu'une autre personne maintient l'autre extrémité. On panse les plaies, on applique les appareils comme plus haut et on évacue d'urgence.

RECOMMANDATION APPLICABLE À TOUTES LES FRACTURES. — Il importe de surveiller l'état du membre afin de relâcher ou de resserrer les liens, selon que ceux-ci seraient trop serrés ou relâchés ou que le volume du membre aura augmenté par le fait de l'inflammation.

SECOURS EN CAS DE SYNCOPE. — La syncope est assez fréquente chez les blessés et peut même parfois faire croire à la mort.

Le blessé est pâle, a perdu connaissance, son cœur cesse de battre.

Le coucher à plat sur le dos, à l'ombre, la tête un peu plus basse que le reste du corps. Défaire la cravate, les vêtements. Frapper le devant du visage et de la poitrine avec un linge mouillé. Faire respirer vinaigre ou ammoniaque; au besoin, faire la respiration artificielle.

SECOURS EN CAS D'APOPLEXIE. — Le malade tombe comme foudroyé, il est rouge, il a perdu connaissance, son cœur continue à battre. Cet état est causé, quelquefois par l'ivresse, quelquefois par un coup de soleil.

Coucher le malade à l'ombre sur le dos, la tête plus élevée que le reste du corps; défaire tous les vêtements. Mettre de l'eau froide sur le front, aérer largement, appliquer des sinapismes sur la partie interne des cuisses et des jambes. Donner un lavement avec paquet de sulfate de soude dissous dans un verre d'eau.

SECOURS AUX NOYÉS ET AUX ASPHYXIÉS. — On a vu des noyés revenir à la vie après plusieurs heures d'immersion.

Les secours doivent être donnés le plus tôt possible, il faut continuer les soins, au moins pendant deux heures, avant qu'on puisse dire que le noyé a cessé de vivre.

Aussitôt le noyé sorti de l'eau, le déshabiller rapidement en coupant ses vêtements, l'essuyer avec du linge chaud, l'envelopper dans une couverture de laine chaude, le coucher sur le dos, la tête et les épaules légèrement relevées. Incliner légèrement la tête à droite pour favoriser les vomissements et la sortie de l'eau. Débarrasser la bouche de l'écume qui la remplit en y passant le doigt.

Desserrer les dents et attirer au dehors de la bouche la

langue que l'on saisit entre les doigts enveloppés d'un linge, la maintenir ainsi pendant toutes les manœuvres qui vont suivre.

Sans perdre de temps, pratiquer la respiration artificielle en deux temps.

1er temps. — On se place à la tête du noyé, et saisissant ses bras à pleine main, on les élève lentement de chaque côté de la tête comme dans les exercices d'assouplissement.

2e temps. — On abaisse lentement les bras du noyé en les repliant et en pressant ses coudes contre les côtés de la poitrine.

Alterner ces deux mouvements de 15 à 18 fois à la minute.

En même temps que l'on pratique la respiration artificielle, une autre personne fait sur tout le corps des frictions énergiques avec des morceaux de laine, un pan de couverture, ce qu'on a sous la main.

On réchauffe avec briques ou bouteilles chaudes; continuer ces manœuvres pendant deux ou trois heures.

Lorsque le noyé a recouvré toute sa connaissance, et seulement alors, lui faire prendre un peu d'eau-de-vie ou un verre de vin chaud et l'engager à dormir.

Quand la respiration artificielle par le procédé en deux temps ne réussit pas, on essaye les tractions rythmées de la langue. La langue tenue fortement avec une pince ou avec les doigts garnis d'un linge, est attirée lentement et sans secousse en avant jusqu'à ce que le mouvement de l'os hyoïde (pomme d'Adam) ait lieu. Alors seulement laisser revenir lentement et sans secousse la langue en arrière à sa position presque normale, sans toutefois la lâcher.

Répéter ces tractions de 15 à 18 fois en une minute et continuer pendant une demi-heure au moins.

Ne pas s'arrêter quand le noyé émet une seule inspiration profonde, mais seulement quand le rythme respiratoire est bien rétabli.

B. — Lésions non apparentes.

Ivresse alcoolique et convulsive. — Tantôt l'ivresse fait tomber l'homme dans un sommeil apoplectique, tantôt elle le surexcite jusqu'à en faire un fou furieux. On neutralise ces effets dangereux de l'ivresse en faisant prendre à l'ivrogne un verre d'eau froide contenant de 10 à 20 gouttes d'ammoniaque. Il sera ensuite avantageux de le faire vomir (3 à 4 paquets d'ipéca : o gr. 50 en un demi-verre d'eau).

Il faudra fréquemment rappeler aux militaires que l'usage des boissons alcooliques est pernicieux dans les pays chauds et que leur abus rend mortelles nombre de maladies que la sobriété habituelle rend légères.

Chez les alcooliques, la dysenterie, les fièvres rémittentes, l'insolation, etc., sont particulièrement fréquentes et très souvent mortelles.

INSOLATION ET COUP DE CHALEUR. — 2 FORMES : *A*. Forme lente, mal de tête plus ou moins violent, vertiges, bourdonnements d'oreilles, vomissements, insomnies, fièvre et délire dans les cas graves.

B. Forme brusque, sidération soudaine, perte de la connaissance. Tantôt état congestif (rougeur de la face, injection des yeux) avec respiration bruyante, coma, tantôt état syncopal, évanouissement, perte de connaissance.

Traitement. — Soustraire le malade à la cause du mal (soleil, espace restreint à température élevée). Le débarrasser de son sac, de ses armes, vêtements, le faire coucher à l'ombre, appliquer incessamment des compresses imbibées d'eau vinaigrée ou alcoolisée sur la tête et le cou;

Frictions excitantes sur les membres et le tronc;

Faire respirer par intervalles de l'éther ou de l'ammoniaque;

Veiller de près le malade qui peut être dangereux pour lui et pour les autres. Si état congestif : lotions d'eau fraîche sur tout le corps, bain frais (25 à 30 degrés) si possible.

Si coma : sinapisme au mollet et à la face interne des cuisses;

Lavement purgatif avec sulfate de soude, un demi-paquet dans deux verres d'eau;

Ventouses sèches sur la poitrine si la respiration est embarrassée.

Si état syncopal, évanouissement : flagellation avec un linge mouillé. Respiration artificielle. Faire respirer éther ou ammo-

niaque. Faire avaler potion avec éther 30 gouttes, ou ammoniaque 10 gouttes dans un demi-verre d'eau sucrée.

·Évacuer le plus tôt possible le malade sur la formation sanitaire la plus voisine.

VENTOUSES. — Pour appliquer une ventouse, il suffit d'avoir
un verre ordinaire, mieux à bordeaux ou à madère, à l'intérieur et sur le côté duquel on étend une très mince couche de
coton à laquelle on met le feu. Au moment où le coton va finir
de brûler, on retourne le verre et on l'applique vivement et
l'orifice en bas sur la région qui doit recevoir la ventouse. Pour
retirer la ventouse, presser fortement sur la peau au point d'ap-
pui de la ventouse.

Faute de coton, on se servira de papier.

VARIOLE. — Cette maladie s'annonce généralement par une
fièvre violente, avec mal de tête atroce et douleurs vives des
reins (coup de barre); vers la fin du deuxième ou du troisième
jour, commencement de l'éruption.

Traitement. — *Isoler rigoureusement le malade,* lui donner
boissons émollientes et potion avec éther 30 gouttes par jour.
Éviter les refroidissements. Quand les boutons se développent,
les huiler largement.

Ne placer près du malade que des personnes ayant eu la
variole ou récemment vaccinées. Détruire par le feu tout ce qui
a été à l'usage du malade. Désinfecter la chambre après son
départ. Brûler, si c'est une paillotte. En cas de décès, inhumer
dans les douze heures à 2 mètres au moins de profondeur dans
un lit de chaux vive, dessus et dessous.

Ne pas évacuer de varioleux, mais les isoler, dès que possible,
dans les paillottes faciles à brûler.

Le varioleux est surtout dangereux quand les croûtes sèches
tombent. Informer de ces cas le médecin de la formation sanitaire voisine.

FIÈVRE TYPHOÏDE. — Toujours précédée d'embarras gastrique
compliqué de fièvre plus ou moins forte et continue avec accablement excessif, lourdeur de tête, diarrhée, ballonnement et
sensibilité du ventre, à droite surtout; saignement de nez.

Tout embarras gastrique non guéri franchement du 5ᵉ au 7° jour doit faire craindre une fièvre typhoïde.

Évacuer le malade au plus vite.

En attendant, diète (tisane, lait, eau vineuse, un purgatif léger tous les deux jours (un demi-paquet de sulfate de soude ou une cuillerée à soupe d'huile de ricin), appliquer des compresses humides sur le ventre et sur la tête, lotions fraîches, au moins quatre fois par jour. Désinfecter soigneusement les matières rendues par le malade et les objets qui ont été à son usage ou à son contact, la fièvre typhoïde étant une maladie très contagieuse.

Coliques et indigestions. — Surviennent fréquemment à la suite d'un refroidissement, de l'ingestion de fruits verts, aliments mal préparés, de mauvaise qualité ou pris en excès, ainsi qu'à la suite d'abus de boissons froides et de toute ingestion trop copieuse d'aliments.

Traitement. — Compresses chaudes, linges chauds, cataplasmes chauds, tout cela arrosé de 40 à 50 gouttes d'alcoolé d'extrait d'opium (teinture d'opium). Frictions sur le ventre. Thé chaud. S'il y a envie de vomir, administrer trois paquets d'ipéca dans un quart de verre d'eau dégourdie, puis donner de grandes verrées d'eau tiède pour faciliter les vomissements. Si les douleurs persistent, donner 20 gouttes de teinture d'opium et 30 gouttes d'éther dans un petit verre d'eau sucrée.

Quand les coliques sont dues à un empoisonnement par le plomb, ou à de l'entéralgie endémique, évacuer le malade.

Embarras gastrique. — Perte de l'appétit, dégoût pour les aliments; lassitude ou courbature dès le début; puis nausées ou vomissements; langue blanchâtre, pâteuse, amère, bouche mauvaise; malaise général, plus ou moins de fièvre; souvent de la diarrhée, parfois de la constipation. Se défier des embarras gastriques, car c'est parfois le début d'une maladie grave.

Traitement. — Sulfate de soude, un paquet dans un verre d'eau. Recommencer le lendemain si l'effet n'est pas suffisant. Diète absolue, thé. Préférer les purgatifs aux vomitifs. Cependant la prise de trois paquets d'ipéca dans un quart de verre d'eau, suivis de quelques grandes verrées d'eau tiède, peut être utile et amener une amélioration rapide.

Après deux ou trois jours de diète qui forme la base du traitement, revenir peu à peu à la vie habituelle. Par précaution, donner chaque jour un ou deux paquets de sulfate de quinine.

DIARRHÉE SIMPLE. — Généralement bilieuse, se complique souvent d'embarras gastrique, est causée par un écart de régime ou un refroidissement.

Traitement. — Diète absolue le premier jour; administrer une cuillerée à soupe de sulfate de soude (15 grammes) dans un verre d'eau, ou d'huile de ricin (20 grammes) dans du bouillon ou thé chaud. Thé chaud comme boisson. Le deuxième jour, 20 à 30 gouttes de teinture d'opium dans un peu d'eau sucrée.

Si la diarrhée persiste, si elle est bilieuse et compliquée d'embarras gastrique, revenir au sulfate de soude en paquet. Si la diarrhée est accompagnée de fièvre persistante après trois ou quatre jours, évacuer le malade.

Quand les selles deviennent moins nombreuses et commencent à s'épaissir, administrer une ou deux doses de sous-nitrate de bismuth, ce qui rendra les selles noires.

Régime : thé, lait, bouillon, œufs.

DYSENTERIE. — Débute souvent par la diarrhée, mais bientôt violentes coliques, envies fréquentes, douloureuses et quelquefois illusoires, d'aller à la selle. Expulsion de matières glaireuses, sanguinolentes, quelquefois de sang pur; soif vive, grand accablement, souvent de la fièvre.

Traitement. — Employer trois paquets d'ipéca délayés dans 150 grammes d'eau sucrée additionnée de 20 gouttes de teinture d'opium à prendre par petites cuillerées; continuer trois ou quatre jours. Pendant ce temps, diète la plus rigoureuse possible.

On peut aussi avec la diète absolue employer le premier jour un purgatif avec un paquet de sulfate de soude, le deuxième jour un demi-paquet à prendre par cuillerées dans de l'eau sucrée.

On descend progressivement de jour en jour : 15, 12, 10, 8 et 6 grammes de sulfate de soude en potion additionnée, dès le deuxième jour, de 20 gouttes de teinture d'opium.

Si ces traitements ne réussissent pas franchement, évacuer le malade.

S'ils réussissent, suivre avec grand soin le régime pendant la convalescence.

En principe, *il y a toujours lieu d'évacuer* un malade atteint de dysenterie.

Congestion du foie. — Pesanteur et parfois sensibilité dans la région du foie, quelquefois douleur à l'épaule droite. Presque toujours constipation, yeux jaunes, embarras gastrique.

Traitement. — Un paquet de sulfate de soude au début : à répéter dans le troisième ou quatrième jour, si besoin. Badigeonnage iodé sur la région sensible, à renouveler chaque deuxième jour; supprimer alcool, salaisons, épices.

Si à la fin de la première semaine l'amélioration n'est pas manifeste, s'il y a de la fièvre, évacuer le malade.

Rhume. Bronchite. Fluxion de poitrine. — Causés par le refroidissement. Au début, généralement rhume de cerveau, puis le malade se plaint d'une douleur sur le devant de la poitrine; mal de tête; oppression; respiration sifflante et fièvre; toux sèche, quinteuse, douloureuse, qui empêche de dormir. Les jours suivants, la douleur diminue, la toux devient grasse et le malade commence à cracher.

Traitement. — Vomitif : trois paquets d'ipéca dans un verre d'eau tiède.

Badigeonnage de teinture d'iode sur le devant de la poitrine; si manque de sommeil, 20 gouttes de teinture d'opium dans une infusion chaude sucrée. Repos et chaleur. Si le malade a un point de côté sous le sein, s'il a ou a eu un ou plusieurs frissons et beaucoup de fièvre, enfin des crachats rares et pénibles jaunâtres ou rougeâtres, c'est une fluxion de poitrine, pneumonie ou pleurésie.

Même traitement. — S'il y a délire, un petit verre d'eau-de-vie par jour dans une potion; faire évacuer le malade.

Lorsqu'un homme crache du sang après avoir toussé, le mettre au repos le plus absolu, lui appliquer des sinapismes aux cuisses et mollets. Le faire boire froid. Diète.

MAUX DE GORGE. ANGINES. — Douleur dans la gorge et quelquefois dans les oreilles. Le malade a de la peine à avaler sa salive, à parler et même à ouvrir la bouche. Il ne peut manger et a de la fièvre.

En abaissant la langue avec le manche d'une cuiller ou en faisant chanter *ah! ah!* au malade, on voit le fond de la gorge très rouge, gonflé, couvert de glaires, quelquefois de points blanchâtres ou jaunâtres. L'aspect des amygdales peut être le même.

Quand on verra des plaques blanchâtres on craindra la diphtérie qui est très contagieuse et on exigera l'isolement du malade et la désinfection de tout ce qui lui sert.

Traitement. — Vomitif : 3 paquets d'ipéca dans un verre d'eau; gargarisme avec eau boriquée aussi chaude que possible servant à se gargariser quatre fois par jour; ne pas craindre d'en avaler un peu.

En cas de points blancs, les toucher avec du jus de citron si l'on en a.

En cas de plaques, toucher avec de la teinture d'iode avec bien soin de ne pas laisser couler dans la gorge.

FIÈVRE D'ACCLIMATEMENT. — Se manifeste chez les nouveaux arrivés, généralement au commencement de la saison des pluies par : mal à la tête; douleurs au-dessus des globes oculaires; yeux rouges, larmoyants; visage congestionné; langue blanche, rouge sur les bords ; soif vive; envies de vomir, quelquefois vomissements bilieux : fièvre élevée, augmentation le soir.

Vers le cinquième jour, la fièvre tombe brusquement pour se relever parfois le sixième ou le septième, durer un jour ou deux et tomber ensuite définitivement.

Traitement. — Lotions ou bains à l'eau fraîche, si l'eau froide est mal supportée, fréquemment renouvelés. Au début, un paquet de sulfate de soude dans un verre d'eau ; deux paquets de sulfate de quinine par jour comme précaution. Diète, thé, bouillon.

FIÈVRES PALUSTRES. — Transmises par les piqûres de moustiques (?), se montrent généralement sous deux formes distinctes :

1° La fièvre intermittente, caractérisée par des accès qui cessent complètement après avoir duré plusieurs heures et se reproduisent le lendemain à la même heure ou à peu près (fièvre quotidienne), ou le surlendemain (fièvre tierce), quelquefois après deux jours de calme complet (fièvre quarte).

2° La fièvre rémittente, caractérisée par une fièvre continue qui devient, par intervalles périodiques, beaucoup plus forte.

Toutes deux peuvent devenir pernicieuses, c'est-à-dire très rapidement mortelles si le sulfate de quinine n'est pas immédiatement et méthodiquement administré.

Dans tous les cas, il faut noter l'heure à laquelle l'accès commence, c'est en principe le régulateur du traitement.

FIÈVRE INTERMITTENTE SIMPLE. — Elle présente généralement trois périodes distinctes :

1° *Frisson :* faire coucher le malade, le couvrir et lui administrer du thé très chaud et punché à 40 grammes d'eau-de-vie pour un litre, afin de le faire suer.

2° *Chaleur :* continuer le thé en évitant que le malade ne se refroidisse.

3° *Sueurs :* cesser peu à peu le thé. Après l'accès, changer de linge et garder le repos.

Traitement. — En principe, administrer la quinine six heures avant l'heure du retour probable de l'accès. Si le premier accès a commencé à 3 heures du soir, administrer tout d'abord un ipéca (3 paquets) à 5 heures du matin, puis vers 8 ou 9 heures, les vomissements ayant tout à fait cessé et le malade étant un peu reposé, donner 1 gramme de sulfate de quinine dans un quart de verre d'eau sucrée et un peu de jus de citron. Vers midi, redonner o gr. 5o de quinine; si l'accès reparaît, on le traitera comme le premier, sauf le vomitif. Si l'accès ne reparaît pas, on reprendra 1 gramme de quinine pendant cinq jours de suite et 1 gr. 5o le sixième jour. Puis journellement, pendant une dizaine de jours, o gr. 5o de quinine et une demi-cuillerée à café de teinture de quinquina et autant de teinture de cannelle dans un quart de verre de vin sucré.

Éviter les changements brusques ou considérables de température, l'exposition au soleil, etc.

Fièvre rémittente. — Si, dans une fièvre qui ne cesse pas (pouls de 9o à 12o degrés, chaleur, sueurs, accablement ou délire), se montrent les redoublements périodiques, intermittents, revenant à intervalles assez sensiblement réguliers, la peau restant chaude dans l'intervalle de l'accès, la soif vive, la langue blanche ou jaunâtre, les selles bilieuses et fétides, un mal de tête violent, il faut faire vomir le malade (ipéca 1 gr. 5o); mais il faut porter la dose de quinine à 2 grammes; chaque deuxième jour, on purgera, tantôt avec du sulfate de soude (un paquet), tantôt avec de l'huile de ricin (une cuillerée à soupe). Le purgatif sera pris quatre heures après l'administration de la quinine.

Si l'amélioration n'apparaît pas vers le cinquième jour, évacuer le malade.

Donner aussi la quinine à doses fractionnées, à intervalles réguliers de 3 à 4 heures, de 25 à 3o centigrammes toutes les quatre heures.

Accès pernicieux. — Les trois formes les plus communes sont :

1° *Accès comateux.* — Mal de tête excessif, atroce, perte de connaissance, pouls fort et dur, peau brûlante, respiration bruyante.

2° *Accès délirant.* — Agitation extrême; le malade s'agite, se lève, se débat, devient dangereux pour autrui et pour lui-même, tel un fou; pouls vif, sueurs abondantes.

3° *Accès algide.* — Visage pâle; peau refroidie, ridée; sueurs froides et visqueuses; extrémités soit blanches et froides, soit bleu foncé.

Dans tous ces cas il faut, sans attendre un instant et en cours d'accès, administrer au malade 2 grammes de quinine par la bouche ou 4 grammes en lavement.

S'il est nécessaire, on ouvrira la bouche du malade avec le manche d'une cuiller ou un coin de bois.

Le malade semble plongé dans un sommeil dont rien ne peut le tirer.

Traitement. — 1° *Accès comateux :* Frictionner vigoureusement les jambes, les bras, le tronc, avec de la flanelle imbibée d'alcool camphré, tafia, vinaigre, essence de térébenthine. Appliquer des sinapismes aux mollets et à la face interne des cuisses. Donner un lavement salé (sel de cuisine, deux poignées, eau 500 grammes) ou purgatif avec un demi-paquet de sulfate de soude. Si l'on a des sangsues, on peut en cas de congestion cérébrale violente en mettre deux derrière chaque oreille, à renouveler quatre à cinq fois. On cesserait si le malade reprenait connaissance.

2° *Accès délirant :* Remplacer frictions par compresses froides sur la tête. Même traitement pour le reste.

3° *Accès algide :* Traiter comme l'accès comateux, sauf lavement. Réchauffer de toute façon, au dehors et au dedans.

La mort arrive souvent pendant l'accès pernicieux, et si le malade survit, il doit craindre un retour mortel. Donc, quatre heures après la cessation du premier accès, donner 1 gramme de quinine; après une nouvelle période de douze heures, un autre gramme. On peut laisser passer ensuite vingt-quatre heures sans renouveler la quinine (agir comme en cas de fièvre intermittente).

FIÈVRE RÉMITTENTE BILIEUSE. — Fièvre forte et presque continue. Mal de tête violent. Douleur au niveau du rebord des fausses côtes à droite. Vomissements bilieux, souvent très tenaces, généralement constipation; jaunisse plus ou moins légère. Urines foncées, malaga. Ce *symptôme est très important, car il n'existe pas dans la fièvre jaune.*

Quand il y a diarrhée, quantité énorme de bile dans les selles.

Traitement. — 3 paquets d'ipéca, puis, trois ou quatre heures après, sulfate de quinine (1 gr. 50); si l'estomac est intolérant, ajouter cinq à six gouttes de teinture d'opium à la solution de quinine qu'on prend en deux fois. (Pour faire dissoudre un gramme de quinine, mélanger le sel avec eau, trois à quatre cuillerées à bouche et verser goutte à goutte une solution d'acide tartrique jusqu'à dissolution.) Si la quinine est toujours rejetée, la faire prendre en lavement en doublant la quantité. (Eau tiède 200 grammes, solution de quinine 4 grammes, un jaune d'œuf, 3 gouttes de teinture d'opium.)

Compresses froides sur le front; sinapismes ou vésicatoires au creux de l'estomac. Lavement avec demi-paquet de sulfate de soude. Dans la soirée, encore un gramme de quinine. Les jours suivants, 2 grammes de quinine par jour en quatre fois. Lavements frais de 300 grammes. Diète lactée ou bouillon et thé.

A la convalescence, le régime sera repris très prudemment et on commencera les toniques. Teinture de cannelle et de quinquina, demi-cuillerée.

FIÈVRE BILIEUSE HÉMOGLOBINURIQUE. — Survient brusquement à la suite d'un refroidissement chez un individu ayant déjà eu des accès de fièvre palustre; généralement la fièvre est précédée d'une lassitude spéciale, d'un frissonnement intense et tombe assez vite; mal de tête violent, soif ardente, douleur vive aux lombes, quelquefois aussi à l'estomac, à la rate, au foie; nausées et vomissements verts ou jaunes.

Urines noirâtres (malaga-bitter, café noir), puis rougeâtres, brun rouge, sirop de groseille ou même rouge vif. Teinte ictérique (jaune).

Après la phase aiguë, dépression de gravité variable.

Dans cette fièvre il ne faut pas donner de quinine, sauf au cas où le malade urine abondamment, se servir de petits lavements frais de sel marin (sel 7, eau 1,000) souvent répétés. Ventouses sèches au niveau des reins. Boissons diurétiques

(1 gramme de bicarbonate de soude pour un demi-verre d'eau).
Si les vomissements sont persistants : lavement avec un demi-
paquet de sulfate de soude ; quand ils ont cessé, deux cuillerées
à café d'huile de ricin.

Traitement. — Lait, bouillon, thé.

FIÈVRE JAUNE. — Quand un Européen nouvellement arrivé et
séjournant dans une localité où il y a eu antérieurement des
cas de fièvre jaune, est atteint brusquement de fièvre violente
avec mal de tête violent, se plaint d'un véritable coup de barre
dans les reins, présente un visage injecté, des yeux rouges
brillants, il y a lieu de se défier d'une atteinte de fièvre jaune.
Si la fièvre, après avoir duré trois jours, tombe brusquement le
quatrième ou vers la fin du cinquième jour pour se relever
quelques heures après (8 à 12 heures), si à ce moment les yeux
virent du rouge à l'acajou, si une coloration jaune apparaît sur
la figure et le cou, les urines restant moins rouges qu'au début
sans êtres foncées et malaga, si surtout des hémorragies
(écoulements de sang) se produisent sur les muqueuses ou sur
la peau, enfin si le vomissement noir se produit, le doute n'est
plus permis.

Le vomissement noir (*vomito negro*) est quelquefois composé
de sang pur, mais le plus souvent, c'est un liquide marron,
très foncé, tenant en suspension des corpuscules noirs abon-
dants que l'on a comparés à du marc de café, à de la suie de
cheminée.

Un linge blanc trempé dans le vomissement noir se colore
en *bistre* et présente un pointillé noir constitué par les petits
corpuscules, tandis que trempé dans le vomissement des
fièvres bilieuses, souvent très foncé, le linge se tache en jaune
ou en vert.

Au cas où le malade vient à mourir, la coloration jaune de
la peau se constate toujours rapidement après la mort, et le
corps de teinte citron présente des plaques livides au cou, aux
avant-bras et dans le dos.

Aussitôt le diagnostic porté, il faut isoler le malade, ne
laisser près de lui que le nombre de personnes strictement

suffisant pour le soigner. Désinfecter soigneusement tout ce qui a été à son contact et signaler d'urgence le cas à l'autorité supérieure. Ne jamais évacuer le malade, et le mettre à l'abri des piqûres de moustiques.

Traitement. — Purgatif et frictions, infusions chaudes au début. Compresses froides sur le front, ventouses aux lombes.

Le deuxième jour, continuer à tenir le ventre libre et à faire transpirer. Lavement avec huile de ricin, deux cuillerées à café.

Thé léger et bouillon par petites quantités.

La quinine paraît inutile.

Quand la fièvre est tombée, potion éthérée avec 30 gouttes d'éther, avec une demi-cuillerée à café de teinture de quinquina et autant de teinture de cannelle dans un demi-verre d'eau sucrée à prendre par petites gorgées.

Sinapisme et vésicatoire au creux de l'estomac contre les vomissements. Empêcher le malade de boire trop souvent et trop à la fois. Si le malade meurt, on désinfectera comme en cas de variole et on brûlera tout ce qui pourra être brûlé. L'inhumation aura lieu comme en cas de variole.

En cas de guérison, il faudra également procéder à une désinfection rigoureuse du logement occupé par le malade, de tous les effets et de la literie qui lui a servi.

Remplacement des médicaments et objets de pansement.

La provision est calculée pour six mois. Avant que la provision d'une substance ne soit épuisée, le chef de poste adressera à l'infirmerie-ambulance ou à l'hôpital le plus voisin un bon de médicaments signé par lui; ce bon indiquera :

La dissémination du poste, celle du corps;

L'effectif du poste (Européens, indigènes);

Les quantités restantes des médicaments demandés;

Les quantités demandées conformes à la nomenclature;

Le cas échéant, besoins urgents ou exceptionnels.

Le chef de poste peut envoyer un exprès pour toucher ces

médicaments, il fera autant que possible apporter à l'établissement qui doit les fournir les fioles et les bouteilles vides dont il dispose.

Un thermomètre est fourni à chaque poste par les soins du service de santé; en cas de bris, de perte, le chef de poste adresse une demande à la Direction.

En cas de relève, le chef du poste qui part fera à son successeur la remise de la caisse de médicaments et de pansements.

En cas d'évacuation du poste, la caisse sera emportée par les soins du chef de poste et versée au médecin de la formation sanitaire la plus rapprochée.

ENVOI D'UN MALADE D'UN POSTE DANS UNE INFIRMERIE-AMBULANCE OU DE GARNISON. — S'assurer que le malade a son livret. Établir sur papier ordinaire un billet d'hôpital ou d'admission à l'infirmerie, y ajouter tous les renseignements recueillis sur la nature de la maladie, évacuer par brancard ou hamac; on donnera la préférence à la voie fluviale, toutes les fois que ce sera possible.

Les médecins attachés aux diverses formations sanitaires visiteront, selon les ordres reçus du commandement, les différents postes de leur résidence, soit périodiquement, soit aux époques fixées par le général commandant supérieur, soit d'urgence.

Si un chef de poste croit devoir demander que son poste soit visité d'urgence, il s'adressera à son chef direct, qui donnera ou provoquera les ordres nécessaires. Le médecin qui aura visité d'urgence un poste rendra compte immédiatement, par écrit, de sa mission au général commandant supérieur, ou au commandant de la région, selon le cas, et au directeur du Service de santé. Il signalera, au besoin par voie télégraphique, l'existence des épidémies et l'urgence des secours qu'il propose.

AVIS SPÉCIAL DE DÉCÈS. — Chaque fois que, dans un poste ou détachement dépourvu de médecin, un militaire mourra, soit par suite de blessure ou par toute autre cause, le commandant du poste ou de détachement joindra au rapport qu'il adressera à son chef un état nominatif du ou des militaires décédés, avec indication sommaire de la maladie ou blessure ayant entraîné la mort.

Cet état sera envoyé par le général commandant supérieur au directeur du Service de santé.

Inhumations. — La mort une fois constatée, on choisira un emplacement sur un terrain élevé autant que possible, loin des habitations et des cours d'eau, des mares, et dans un sol sec, imperméable autant que possible.

On donnera aux fosses, 2 mètres de profondeur. A défaut de cercueil, le cadavre sera enveloppé dans ses vêtements, enroulé dans une natte, fermée à ses deux extrémités.

En cas de maladie contagieuse, on répandra une abondante couche de chaux vive sur le corps, autant que les ressources locales le permettront. En principe, les inhumations auront lieu vingt-quatre heures après le décès; mais pendant l'hivernage, la saison des grandes chaleurs, elles pourront être faites beaucoup plus tôt. S'il s'agit d'un varioleux, ou de toute affection contagieuse, fièvre jaune, six heures au plus après le décès.

Rapports des capacités usuelles au même volume en poids du système métrique.

Les postes dépourvus de médecin ne possèdent pas de balance, il importe donc, pour la pratique, de rapporter les mesures usuelles des médicaments à des poids déterminés et réciproquement. La cuiller, le verre, le dé, la goutte sont les plus employées de ces mesures.

Cuiller. — On distingue suivant leur grandeur trois sortes de cuillers.

1° La cuiller à potage; 2° la cuiller à entremets; 3° la cuiller à café.

D'une solution aqueuse, d'une potion, d'un sirop, d'une huile, le poids est variable sous le même volume.

Solutions. — Cuiller à potage, 16 grammes; cuiller à entremets, 12 grammes; cuiller à café, 4 grammes.

Potions. — Cuiller à potage, 18 grammes; cuiller à entremets, 13 gr. 5; cuiller à café, 4 gr. 5.

Sirops. — Cuiller à potage, 21 grammes; cuiller à entremets, 16 grammes; cuiller à café, 5 grammes.

Huile. — Cuiller à potage; 12 grammes; cuiller à entremets, 9 grammes; cuiller à café, 3 grammes.

Pour les poudres, la différence est très marquée et varie naturellement avec la densité des médicaments. Les principales substances que l'on est exposé à doser avec la cuiller sont le sulfate de quinine, la poudre d'ipéca, le sulfate de soude.

Une cuiller à café renferme 50 centigrammes de sulfate de quinine non comprimé. La même cuiller contiendra 2 grammes de poudre d'ipéca et 3 grammes de sulfate de magnésie. Cette dernière substance se prenant à haute dose, se mesurera à la cuiller à soupe, qui contient 15 gr. 30 de ce sel.

VERRES. — On s'en sert pour doser l'eau ou des remèdes peu actifs.

Le verre ordinaire à boire contient 250 à 300 grammes; le verre à bordeaux, 80 à 100 grammes; le verre à madère, 60 à 75 grammes; le verre à liqueur, 20 à 25 grammes.

DÉ. — Un dé à coudre peut servir de mesure improvisée, surtout quand les autres font défaut; sa capacité varie dans les proportions d'un tiers, mais cette différence est négligeable dans la pratique, sa contenance peut être évaluée à 3 gr. 5. Il peut servir à doser les poudres; ainsi il contient 1 gr. 20 de poudre d'ipéca, 1 gramme fort de rhubarbe, 50 centigrammes de sulfate de quinine. On n'emploiera, bien entendu, de ces mesures que pour les médicaments qui ne réclament pas un dosage de grande précision.

GOUTTES. —— Le nombre de gouttes pour atteindre le poids d'un gramme est très variable, il dépend des substances employées.

Il faut :

22 gouttes pour faire 1 gramme d'ammoniaque.
34 gouttes pour faire 1 gramme de laudannm.
62 gouttes pour faire 1 gramme d'alcool à 90°.
80 gouttes pour faire 1 gramme d'éther.

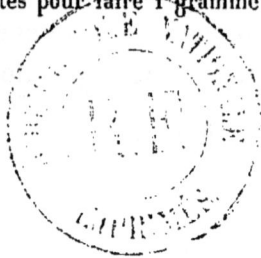

TABLE DES MATIÈRES.

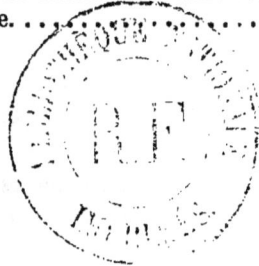

www.ingramcontent.com/pod-product-compliance
Lightning Source LLC
Chambersburg PA
CBHW071423200326
41520CB00014B/3558